AF503564

OBSERVATION

SUR UN

OSTÉO-SARCÔME DE L'HUMÉRUS,

SIMULANT UN ANÉVRISME,

PAR PH. J. PELLETAN,

Chirurgien consultant de l'Empereur, Chirurgien en chef de l'Hôtel-Dieu, Professeur de la Faculté de Médecine, Membre de l'Institut et de la Légion-d'Honneur, etc. etc.

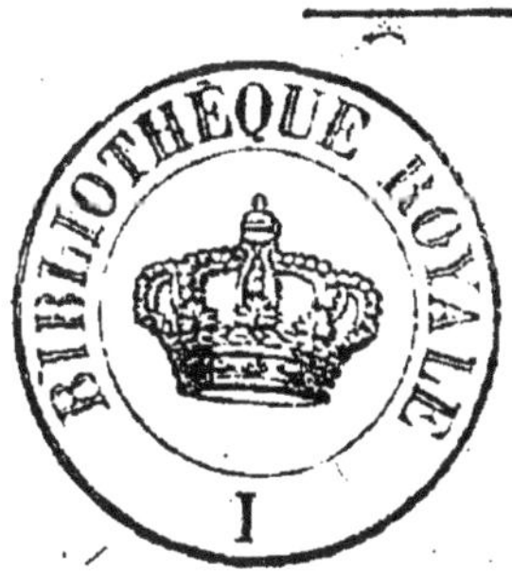

A PARIS,

DE L'IMPRIMERIE DE CRAPELET.

1815.

OBSERVATION

SUR UN

OSTÉO-SARCÔME DE L'HUMÉRUS,

SIMULANT UN ANÉVRISME.

François Leclerc, vigneron, habitant d'un bourg, près Meaux, âgé de trente-six ans, d'une assez bonne constitution, s'est présenté à l'Hôtel-Dieu le 14 avril 1815.

Il portoit une tumeur d'un très-gros volume, occupant toute la longueur et la circonférence du bras, depuis quatre travers de doigt au-dessus de l'articulation du coude, jusqu'au-dessous de la clavicule.

Le malade interrogé me témoigna que le 26 septembre 1813, il étoit tombé de dessus un noyer, de la hauteur d'à peu près trente pieds; que, pour éviter la chute totale, il avoit saisi, de la main droite, une branche de l'arbre, et y étoit resté suspendu, jusqu'à ce qu'il fût parvenu à ressaisir la branche de la main gauche, et remonter sur l'arbre, duquel il descendit aussitôt, à cause de la grande douleur qu'il ressentoit à l'épaule droite. En effet, ce bras resta pendant le long du corps.

Leclerc alla trouver le rebouteur du village, qui lui

violenta fortement le bras, en l'agitant en tous sens. L'épaule se tuméfia beaucoup : quelques topiques firent cesser la douleur et le gonflement, de telle sorte que, dans le mois de décembre suivant, le malade put aller bêcher la terre, qui étoit fortement gelée; mais cependant en agissant particulièrement du bras gauche.

En janvier 1814, Leclerc quitta ce travail; et voulant s'exercer au maniement des armes, pour être en état de répondre à la conscription, il s'aperçut de l'extrême foiblesse de son bras droit. Il partit cependant pour Melun, mais fut contraint de revenir à son village quatre ou cinq jours après.

Voulant aider à assujettir un porc qu'on alloit tuer, Leclerc en eut le bras violemment agité, qui perdit alors tout mouvement, et tomba le long du corps, comme au jour de l'accident. Le même rebouteur fut appelé, fit exécuter au bras les mêmes mouvemens, causa beaucoup de douleur à l'épaule, et cependant le malade reprit des travaux légers, souffrant de plus en plus; ce qui le conduisit au 28 mars 1814. La présence de l'ennemi empêchant le travail, Leclere resta le bras en écharpe jusqu'au 15 mai suivant. A cette époque, il alla travailler dans une pépinière, et n'en éprouva d'autre fatigue qu'une lassitude du bras, qui lui rendoit l'heure des repas et le repos de la nuit extrêmement précieux. Il continua ainsi pendant deux mois.

Le 15 juillet, Leclerc voulut faire la moisson; mais ce pénible travail accrut les douleurs. Au bout de trois jours, elles furent insupportables, et il apparut une tumeur sur le moignon de l'épaule; elle avoit, dit le malade, des mouvemens de pulsation : en six jours, cette tumeur devint très-volumineuse. Cependant cet homme courageux, et obligé de travailler pour vivre, se mit à porter du charbon de bois sur une civière, et fut encore obligé de quitter ce travail au bout de trois jours.

Il resta sans rien faire, et le bras en écharpe, jusqu'au 21 octobre, la tumeur prenant toujours de l'accroissement, et le malade témoignant y sentir des pulsations : alors il se décida à venir à la consultation de l'Hôtel-Dieu. M. Dupuytren prononça qu'il falloit faire l'amputation du bras, et laissa croire qu'il pensoit que la maladie étoit un anévrisme.

Le malade n'adopta point le moyen proposé, et alla se mettre entre les mains d'un artiste vétérinaire, qui appliqua trois morceaux de pierre à cautère sur différentes régions de la tumeur, dans l'intention, dit-il, de la fondre. Les escarres tombèrent, et laissèrent trois plaies qui suppurèrent peu, et dont deux furent bientôt guéries. Ce prétendu traitement fut continué jusqu'au 3 février, jour où il se fit une hémorragie considérable par la plaie conservée. Le sang étoit vermeil, et couloit en arcade par jet continu. La tumeur n'en diminua pas de volume, et un chirurgien de village arrêta facilement cette hémorragie. Les 26 et 28 mars, nouvelles hémorragies, arrêtées de même. Le 29, hémorragie par trois jets à la fois; mais qui s'arrêta d'elle-même. Le malade resta au lit pour réparer ses forces par l'usage de bons alimens, et se décida à se faire transporter à l'Hôtel-Dieu le 14 avril.

L'on pense bien que je n'appris que successivement tous les détails que je viens de donner; mais j'en sus assez dans la journée pour me faire soupçonner que la tumeur étoit un anévrisme.

Je l'examinai donc avec une attention scrupuleuse. Je remarquai qu'elle étoit égale dans toute sa circonférence, couverte de veines variqueuses, dont l'ouverture avoit pu seule fournir les hémorragies dont il a été parlé. Je sentis distinctement les battemens de l'artère humérale dans tout son trajet ; ils étoient naturels, mais un peu mous, parce que l'artère étoit appliquée à la peau : aucune autre pulsation ne se faisoit sentir en aucun point de cette vaste tumeur. Sa substance étoit élastique, et sembloit offrir très-obscurément une fluctuation profonde. Enfin, en essayant de communiquer au bras un mouvement sur sa continuité, j'aperçus évidemment que l'os étoit rompu à quatre travers de doigt au-dessus de l'articulation du coude, limite de la tumeur. Alors je n'hésitai pas à prononcer que la maladie étoit un ostéo-sarcôme : toutes les circonstances observées dans dix ou douze séances suivantes me confirmèrent dans cette opinion, et j'en donnai les motifs et les détails, chaque jour, à ma leçon clinique, à laquelle ce cas extraordinaire attiroit plus de foule que de coutume.

Dans le même temps, j'avois dans l'hôpital un homme qui portoit une maladie semblable à la cuisse gauche, mais sans aucune équivoque. La tumeur montoit jusqu'au tiers supérieur de la cuisse, et il restoit assez de place pour faire l'amputation, à laquelle il étoit urgent que le malade consentît.

J'exposai à mes auditeurs cet objet de comparaison: l'amputation fut pratiquée, et je pus montrer à nu la maladie que le membre vivant receloit encore chez François Leclerc.

La maladie, telle que nous la connoissons jusqu'à présent, n'étoit susceptible d'aucune opération; nous ne pouvions que pallier les douleurs et prolonger l'existence du malade jusqu'au terme fatal, et qui ne pouvoit pas être éloigné : mais, à dater du 1er mai, les choses parurent changer de face; un bruissement, *susurrus*, se fit sentir au-dessous de la clavicule, au passage de l'artère axillaire. Deux jours après, le même mouvement se montra sous le creux de l'aisselle, mais foible partout : l'artère humérale battant toujours régulièrement, l'artère sous-clavière pouvant être facilement comprimée à son passage par l'intervalle des muscles scalènes, on arrêtoit par-là, et le bruissement, et les battemens naturels de l'artère humérale. Le 30 avril, il y avoit eu une hémorragie assez considérable, pareille aux premières, et qui avoit été arrêtée avec une semblable facilité.

Les jeunes gens qui visitoient le malade, en grand nombre, conçurent et répandirent l'idée que la maladie étoit un anévrisme : moi-même, je cherchai de nouveau à approfondir cette idée. La rupture évidente de l'os humérus, aux limites inférieures de la tumeur, étoit un grand obstacle à me faire renoncer à ma première opinion ; cependant il étoit possible que le développement d'une tumeur anévrismale eût usé l'os jusqu'à en rompre la continuité. Je ne pouvois pas avoir perdu la mémoire des faits rares, autant que graves et intéressans, que j'ai consignés dans mon ouvrage, et où l'on voit les variétés, autant que les caractères équivoques, dont les anévrismes sont susceptibles; mais l'énorme expérience qui a dicté ces faits n'a servi qu'à augmenter mes doutes et multiplier les illusions dans le cas qui nous occupe. J'adoptai donc l'idée que c'étoit un anévrisme du genre que j'ai appelé *anévrisme de Pott*, dont la tumeur est sans pulsation, se développe avec beaucoup de lenteur, creuse et détruit la substance des os, et n'est jamais formée par un tronc artériel principal, mais par l'altération d'une branche artérielle souvent du troisième ou quatrième ordre (1).

Cette découverte, si elle eut été constatée, devoit être bien favorable au malade. Au lieu d'une maladie nécessairement et bientôt mortelle, hors de la portée de tout secours, il en auroit eu une bien grave sans doute, mais à laquelle l'art peut atteindre, dont j'ai approfondi la théorie par l'expérience, et que j'ai souvent traitée avec le plus grand succès.

---

(1) *Voyez* mon ouvrage intitulé *Clinique chirurgicale*, tome II, Mémoire sur des espèces particulières d'anévrismes, et sur des tumeurs variqueuses, artérielles ou veineuses, en analogie avec les anévrismes.

Mon parti pris sur la nature du mal, j'exposai mes idées et mes projets bien médités à l'assemblée des élèves, avec la franchise de l'honnête homme.

Si la maladie est un cancer, leur dis-je, *il ne faut pas y toucher; mais si, comme nous le pensons, c'est un anévrisme, il est de mon devoir de faire jouir le malade de toutes les probabilités qui sont en sa faveur, dans une opération périlleuse. Je dois me livrer au hasard du blâme ou de la calomnie que les ignorans ou les méchans lanceront sur moi. Je n'ai sans doute aucun intérêt personnel à cette grande entreprise; mais ma conscience me l'ordonne; l'intérêt du malade doit marcher avant tout : vous apprendrez au moins de moi que nous devons sacrifier tout intérêt qui est en opposition avec la sainteté de nos devoirs.* Ce furent là mes propres paroles; deux cents personnes les ont entendues, et mon âme fut satisfaite.

Mais, le dirois-je, un homme méchant m'observoit. Il députa auprès du malade plusieurs jeunes gens pour lui persuader qu'il ne devoit pas se fier à moi; que M. Dupuytren étoit seul capable de l'opérer. . . . . Un de ces jeunes gens surpris dans sa mission, eut la bonhomie d'avouer qu'il étoit envoyé par M. Dupuytren lui-même : ce bon jeune homme étoit un *Séide*. Un autre plus au fait vint dire à ce malheureux qu'il mourroit dans l'opération s'il se livroit à mes soins : pour celui-là il fut tellement connu, que s'étant présenté dans l'amphithéâtre pour assister à la leçon, les jeunes gens tombèrent sur lui, et le chassèrent honteusement (1).

Reprenons le fil de notre histoire, et courons à l'événement.

J'exposai, dans une séance dont l'assemblée étoit complète, tout ce que je me proposois de faire, et dans toutes les suppositions que nous pouvions établir.

Dans le cas le plus simple, ayant placé un aide intelligent pour comprimer l'artère sous-clavière entre les muscles scalènes, je devois passer un couteau derrière le muscle grand pectoral, qui étoit fort écarté du creux de l'aisselle, et le dirigeant vers l'humérus, je devois couper les attaches du muscle à la gouttière bicipitale. Ce lambeau mettoit à découvert les vaisseaux axillaires; il devoit être facile de les lier, et je devenois maître du reste de l'opération. La poche anévrismale auroit été facilement évacuée et nettoyée : suivant l'état où j'aurois trouvé l'os humérus, j'aurois

(1) Je ne connois pas, ni n'ai voulu savoir les noms de ces élèves : seulement on m'a montré le dernier; il est grand, et porte habituellement des lunettes sur le nez. Les méchans n'osent pas tout par eux-mêmes; il leur faut des affidés, et ils trouvent de plats adulateurs. Le malheureux patient répondit à tous qu'il m'avoit donné sa confiance; qu'il en seroit ce que Dieu voudroit; mais qu'il ne changeroit pas : seulement il demanda les dernières consolations du chrétien. C'est lui-même qui nous a dévoilé cette intrigue odieuse, et dont l'humanité frémit.

pu tenter de conserver le membre, ou bien j'aurois scié l'os au-dessus de son altération, et conservé au moins un moignon : enfin, dans l'impossibilité de faire autrement, j'aurois séparé l'os humérus de son articulation supérieure, en ménageant des lambeaux qui auroient été favorables à la guérison de la plaie.

Il m'étoit impossible d'exécuter une pareille opération au milieu d'une assemblée toujours tumultueuse, entouré d'aides que les autres spectateurs tourmentent et dérangent sans cesse pour se procurer la facilité de voir; et surtout j'avois bien lieu de croire qu'il s'introduiroit des malveillans, des émissaires de l'homme qui aimoit mieux me supposer en faute que de venir lui-même prendre connoissance d'un fait aussi intéressant. Je résolus donc d'opérer en comité moins nombreux. J'avertis les élèves internes de la maison; ceux-ci avertirent les principaux externes; je parlai assez haut de l'heure où se feroit l'opération, pour qu'il s'y soit trouvé à peu près quarante personnes, et j'opérai à onze heures du matin.

Je pris mon parti ce jour même, parce que la mère m'avoit dit que le malade avoit été très-souffrant et en grand danger plusieurs nuits de suite, et l'avoit prié de me décider à l'opérer le plus tôt possible.

Le malade situé convenablement, un aide se chargea de la compression de l'artère sous-clavière, et j'introduisis le couteau, comme je l'avois projeté, entre le muscle grand-pectoral et le creux de l'aisselle jusqu'à la clavicule, et en coupant l'attache de ce muscle à la gouttière bicipitale de l'os humérus. A peine la section fut-elle faite, que le sang jaillit de nombre d'ouvertures ; les jets étoient chacun d'un très-gros volume, en arcades, mais sans aucune marque de pulsation artérielle. Une artère cutanée seule étoit du volume d'un tuyau de plume : je n'eus que le temps de faire appliquer les mains sur toutes ces embouchures jaillissantes, et les découvrant l'une après l'autre, je fis autant de ligatures que cela fut nécessaire : le sang fut arrêté. Je portai alors mes doigts sur l'artère humérale, dont les battemens n'avoient point changé, et je fus convaincu que le tronc de l'artère axillaire n'avoit point été lié, et que tous ces rameaux qui avoient fourni tant de sang, n'étoient que des dilatations contre nature. Je cherchai donc le tronc de l'artère humérale, et le liai sans beaucoup de difficulté.

Devenu maître du sang, je laissai reposer le malade ; je rappelai ses forces avec du vin et en l'arrosant de vinaigre, et ne pouvant pas en rester là pour la tumeur, je fis une longue incision sur elle, et je découvris que c'étoit en effet un ostéo-sarcôme, occupant toute l'étendue de l'os humérus, comme je l'avois jugé dès le commencement, et jusqu'au développement des caractères illusoires qui m'avoient fait changer d'avis. J'emportai une très-grande partie de la tumeur, et je terminai la section du membre, sans qu'il se répandît de sang d'une manière inquiétante ; une portion de la tumeur resta même dans le moignon, et nous eûmes la certitude absolue qu'il n'y avoit point de poche anévrismale, ni de foyer sanguin ; qu'enfin la tumeur cancéreuse avoit fait tout le mal en comprimant par son énorme volume, le tronc de l'artère humérale, et déterminant l'énorme dilatation de toutes les branches supérieures et du tronc des artères axillaire et sous-clavière : en effet, celle-ci étoit dilatée au point que la compression faite entre les muscles scalènes étoit insuffisante pour en rapprocher les parois.

La plaie fut pansée à l'ordinaire ; le malade revenu à lui désira être reporté dans son lit, et le bon état du pouls m'y fit consentir à l'instant. Sans doute la perte du sang avoit été considérable ; mais l'effroi de ce malheureux étoit extrême, en proportion de celui qu'on lui avoit suggéré par avance. Il succomba deux heures et un quart après son coucher ; l'opération commencée à onze heures précises, la plaie étoit pansée à onze heures et un quart ; le malade étoit dans son lit à onze heures et demie ; il est mort à deux heures moins un quart. La mort par hémorragie est ordinairement subite, on laisse traîner le malade pendant long-temps sans qu'il puisse réparer ses forces ; mais ici la circulation a été parfaitement rétablie, et la mort a été déterminée, en grande partie, par les circonstances morales que j'ai dites.

L'examen du membre amputé nous a fait voir le développement lymphatique du tissu de l'humérus de de son intérieur à sa face externe, les limites inférieures de ce développement, à l'endroit où l'os paroissoit fracturé pendant la vie; et, sur le moignon examiné après la mort, la maladie ayant détruit jusqu'au diploé de la tête de l'humérus, dont la croûte cartilagineuse étoit seule conservée, occupoit si complètement toute l'épaisseur de l'os, qu'on reconnoissoit par sa couleur jaune la moelle en masse qui occupoit le centre de la tumeur, comme elle avoit occupé le centre de l'os sain.

L'artère humérale se trouva saine et collée à la peau. Pas une de nos ligatures n'avoit rencontré les troncs artériels; mais seulement les branches thorachiques, scapulaires, acromiales, le circonflexe huméral, et un rameau sous-cutané: chacun de ces rameaux artériels étoit plus gros que le tronc lui-même ne l'est communément. Du reste, il n'y avoit aucune collection de sang, pas la moindre apparence de tumeur anévrismale; car on ne peut pas regarder comme telles les dilatations des différentes branches artérielles dont nous avons parlé, et qui dépendoient de la compression que la tumeur exerçoit depuis deux ans sur le tronc de l'artère humérale dans toute la longueur du bras.

Il est donc évident que la maladie étoit un ostéosarcôme, ou cancer de l'os, comme je l'avois reconnu et assuré jusqu'au moment où elle a paru changer de face, et prendre les caractères d'un anévrisme du genre de ceux qui étoient peu connus avant que j'en eusse donné les exemples et les signes contenus dans mon ouvrage ; mais ces signes sont eux-mêmes illusoires. Les bruissemens qui nous en ont imposé dépendoient des jets de sang qui arrivoit dans les branches dilatées, et dont le mouvement se perdoit sur la résistance de la tumeur : la destruction de l'os pouvoit également dépendre ou d'un anévrisme de ce genre, ou du ramollissement de l'os par son engorgement lymphatique cancéreux, comme cela avoit lieu.

Le malade périssoit infailliblement du développement de son cancer, qu'aucun secours de l'art ne pouvoit atteindre. L'idée d'un anévrisme étoit plus consolante. Chacun l'adoptoit ; Dupuytren lui-même, qui n'a pas daigné venir voir le malade, lui avoit fait prononcer ce mot par ses émissaires pour lui assurer qu'il périroit si on l'opéroit. Et cependant, c'est parce que la maladie n'étoit pas un anévrisme, que l'opération a été funeste.

Un grand inconvénient attaché à l'exercice de la chirurgie dans les hôpitaux, et que j'éprouve journellement, c'est de ne rien savoir sur l'origine et les progrès des maladies. La plus profonde ignorance et les préjugés nous en composent l'histoire, et il est rare que ces gens du peuple ou de la campagne n'aient pas été long-temps victimes des charlatans avant que d'avoir recours aux hôpitaux, où ils n'arrivent que réduits à l'extrémité des maux et de la misère.

RÉSUMÉ.

1°. Un homme, dans la force de l'âge, est tombé d'un arbre de la hauteur de trente pieds, et s'est retenu à une branche par la main droite ; dans un nouvel effort il a saisi la branche de la main gauche, est remonté sur l'arbre, pour en redescendre aussitôt, à cause des douleurs qu'il éprouvoit à l'épaule. Un rebouteur lui tourmente le bras malade et augmente ses douleurs. Pendant l'espace de vingt mois, cet homme éprouva des alternatives de douleurs qui augmentoient par le travail, et de soulagement que le repos lui procuroit.

2°. Cependant il se formoit une tumeur, qui, suivant toute apparence, commença au moignon de l'épaule, et s'accrut graduellement, occupant toute l'étendue du bras jusqu'à quatre travers de doigt de l'articulation du coude.

3°. Si l'on en croit des rapports équivoques, cette tumeur étoit, dans son principe, accompagnée de pulsations apparentes ; et le malade a toujours dit en sentir d'internes. Elle étoit lisse, rénitente, couverte de veines variqueuses : on sentoit le battement naturel de l'artère humérale à la région qu'elle occupe au côté interne du bras ; mais elle étoit collée à la peau par la pression de la tumeur. Trois cautérisations faites par un charlatan, firent des plaies, dont deux se cicatrisèrent bientôt ; mais la troisième donna plusieurs hémorragies qui furent arrêtées sans peine; et qui ne pouvoient provenir que des veines variqueuses. Enfin, on sentoit évidemment l'os humérus en défaut, comme s'il étoit fracturé, au lieu le plus bas de la tumeur.

4°. La tumeur fut généralement regardée comme un anévrisme, et sur cette supposition, on avoit déjà proposé l'amputation au malade huit mois avant que je ne le visse. Pour moi, j'y reconnus un ostéo-sarcôme. L'absence de toute pulsation de la tumeur, sa rénitence, les battemens naturels du tronc de l'artère humérale, et surtout la solution de continuité de l'os étoient mes raisons de persuasion : et si la cause de la maladie et sa marche pouvoient faire naître l'idée d'un anévrisme, l'ostéo-sarcôme pouvoit aussi être accompagné de circonstances semblables.

5°. Je restai dans cette persuasion pendant un demi-mois, développant journellement cette idée dans ma leçon clinique. Il se présenta l'occasion de faire une amputation de cuisse pour une maladie semblable de l'os fémur, mais sans circonstances équivoques ; je m'en servis pour montrer aux élèves le modèle de la maladie que nous observions.

6°. La tumeur faisant des progrès, prit un nouvel aspect. Un bruissement artériel se fit sentir à différens points, mais surtout au-dessus et au-dessous de la clavicule. Une nouvelle hémorragie eut lieu, et fut arrêtée aussi aisément que celles d'autres fois; mais les douleurs du malade s'aggravoient prodigieusement; alors les élèves renouvelèrent l'idée d'un anévrisme : moi-même j'examinai de nouveau. En effet, si un ostéo-sarcôme peut ressembler à un anévrisme par sa cause et son développement, il est aussi des anévrismes qui en imposent pour des ortéo-sarcômes; des anévrismes sans pulsations, dont le développement est lent, détruit graduellement les os voisins; et enfin qui, n'occupant jamais que des branches artérielles subalternes, laissent le tronc principal dans son état naturel. J'ai décrit cette sorte d'anévrisme dans mon ouvrage d'observations, sous le nom d'*Anévrisme de Pott.* L'équivoque étoit donc réel et même insurmontable.

7°. Je n'avois pour me décider que la comparaison des ressources que ces deux affreuses maladies présentoient comparativement. L'ostéo-sarcôme étoit absolument inattaquable, et ce malade, au rapport de la cheftaine, avoit les nuits si fâcheuses, qu'on crut plusieurs fois qu'il alloit périr.

L'anévrisme, au contraire, offroit une ressource dans une opération périlleuse, mais dont les combinaisons sages pouvoient être salutaires au malade. J'y réfléchis beaucoup, même aux dépens de mon sommeil, et je présentois franchement et complètement le résultat de mes réflexions aux élèves de mon école. Enfin je me dévouai au salut du malade, et j'arrêtai le projet de mon opération combiné sur tous les incidens qu'un anévrisme de ce genre pouvoit amener.

8°. Ayant confié la compression de l'artère axillaire à un aide intelligent, je plongeai un couteau sous le muscle grand-pectoral, que le volume de la tumeur soulevoit beaucoup; j'arrivai jusqu'à la clavioule, et coupai l'attache du muscle à la gouttière bicipitale de l'humérus : cette incision devoit découvrir le creux de l'aisselle, et faciliter la ligature du tronc de l'artère humérale ; mais à peine fut-elle faite, que des jets de sang dardèrent de tous les points en jets continus, sans pulsations artérielles. Je n'eus que le temps de faire placer des mains sur les vaisseaux jaillissans, et les découvrant l'un après l'autre, je fis autant de ligatures qu'il en fallut pour me rendre maître du sang. Je reconnus cependant que l'artère humérale avoit toujours ses battemens naturels : preuve que je n'avois pas lié le tronc de la sous-clavière, ou qu'au moins ses communications étoient tellement dilatées ; que le tronc de l'humérale continuoit à recevoir du sang. Pour plus grande sûreté, je liai ce tronc avec grande facilité.

9°. Cela fait, j'incisai la tumeur et reconnus que c'étoit un ostéo-sarcôme, comme je l'avois annoncé dans le principe : il étoit formé par le développement de l'os en entier, et l'on vit à son centre le corps médullaire manifesté par sa couleur jaune. J'enlevai ce que je pus de cette vaste tumeur ; j'achevai l'amputation du membre sans perte de sang, et le malade, revenu de l'état de foiblesse où il avoit été pendant quelques instans, fut reporté dans son lit : il survécut deux heures et un quart à l'opération, et il me paroît démontré qu'il mourut moins d'hémorragie que de l'affection morale qui avoit été excitée chez lui par les malveillans dont j'ai parlé plus haut.

10°. La dissection du membre et du sujet mon-

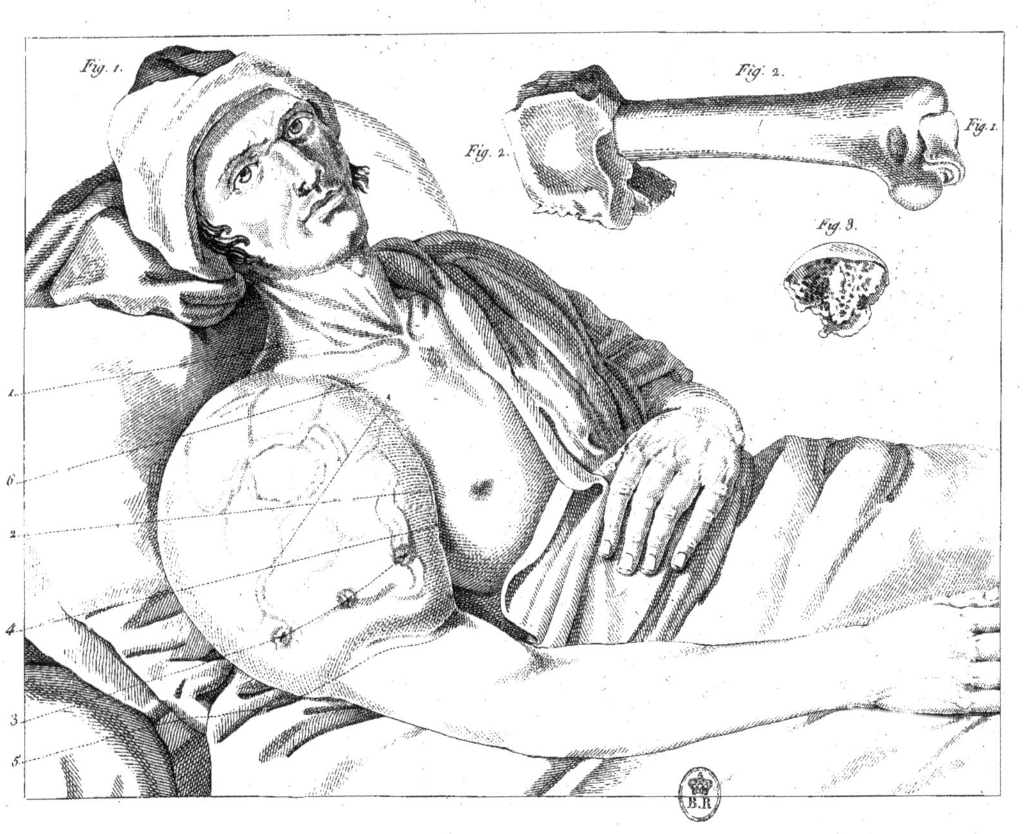
Fig. 1.
Fig. 2.
Fig. 2.
Fig. 1.
Fig. 3.
1.
6.
2.
4.
3.
5.

TABLE DE LA PLANCHE.

FIGURE Ire.

N°s 1. L'artère sous-clavière, entre les muscles scalènes.

2. L'endroit où le muscle grand-pectoral, soulevé par la tumeur, permettoit à la main d'entrer sous le creux de l'aisselle.

Nota. Le dessin ayant été fait à la hâte, on a manqué l'apparence du muscle grand-pectoral; mais chacun peut se le représenter, en écartant le bras du corps.

3. Trois cicatrices, suite des cautérisations; la troisième restée ouverte.

4. Trajet, le long duquel on sentoit les battemens naturels de l'artère humérale.

5. Limite de la tumeur, où l'on sentoit l'extrémité de l'os humérus simulant une fracture.

6. Les deux points où l'on sentoit le bruissement artériel.

Généralement, les varices sous-cutanées.

FIGURE II.

1. Le tiers inférieur de l'humérus; son extrémité articulaire inférieure.

2. L'écartement de la substance compacte, dans l'intérieur duquel finissoit le développement de la tumeur générale.

FIGURE III.

Le cartilage de la tête de l'humérus resté sain, et couvrant immédiatement le sommet du développement lymphatique du corps de l'os.

Nota. N'ayant pas prévu que je ferois ce travail, la tumeur n'a pas été assez ménagée pour la dessiner; mais j'ai son analogue dans mon cabinet, et j'en ferai usage dans l'occasion.

Je dirai seulement que cette tumeur sembloit composée de fibres perpendiculaires à la longueur de l'os, et étoit remplie de fibres osseuses, conservant leur caractère.

FIN DE LA TABLE.

www.ingramcontent.com/pod-product-compliance
Ingram Content Group UK Ltd.
Pitfield, Milton Keynes, MK11 3LW, UK
UKHW021156230726
13926UKWH00001B/132

9 782014 054590